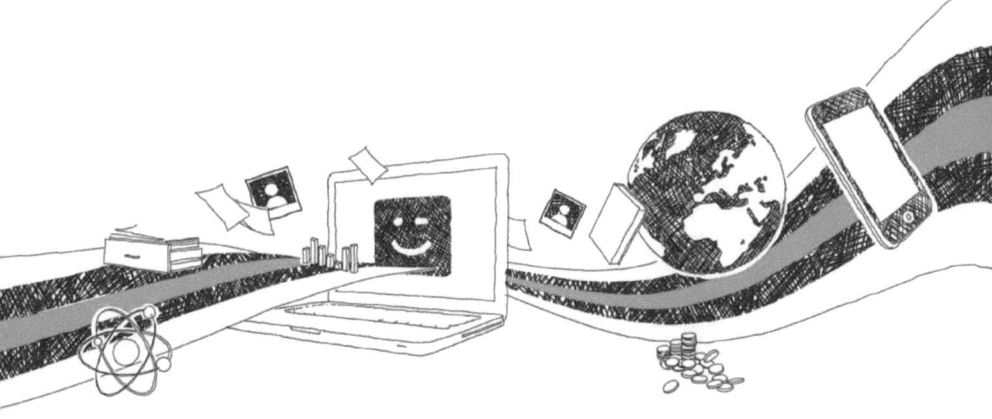
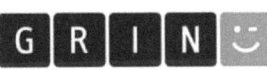

Marcel Apel

Medizin mit "Durchblick". Bildgebende High-Tech-Verfahren in der Radiologie und ihre Rolle in der Medizin

GRIN Verlag

Bibliografische Information der Deutschen Nationalbibliothek:

Die Deutsche Bibliothek verzeichnet diese Publikation in der Deutschen National-
bibliografie; detaillierte bibliografische Daten sind im Internet über http://dnb.d-
nb.de/ abrufbar.

Impressum:

Copyright © 2014 GRIN Verlag GmbH
Druck und Bindung: Books on Demand GmbH, Norderstedt Germany
ISBN: 978-3-656-61790-7

Dieses Buch bei GRIN:

http://www.grin.com/de/e-book/270512/medizin-mit-durchblick-bildgebende-high-
tech-verfahren-in-der-radiologie

GRIN - Your knowledge has value

Der GRIN Verlag publiziert seit 1998 wissenschaftliche Arbeiten von Studenten, Hochschullehrern und anderen Akademikern als eBook und gedrucktes Buch. Die Verlagswebsite www.grin.com ist die ideale Plattform zur Veröffentlichung von Hausarbeiten, Abschlussarbeiten, wissenschaftlichen Aufsätzen, Dissertationen und Fachbüchern.

Besuchen Sie uns im Internet:

http://www.grin.com/

http://www.facebook.com/grincom

http://www.twitter.com/grin_com

DIPLOMA - HOCHSCHULE

University of Applied Sciences

THEMA:

Medizin mit „Durchblick"

Bildgebende High-Tech-Verfahren in der Radiologie und ihre Rolle in der Medizin

vorgelegt von: Marcel Apel

1

Inhaltsverzeichnis

2 Einleitung

Obwohl ich seit 2002 beruflich im Gesundheitssektor im Fachbereich der Radiologie als Medizinisch-Technischer Radiologieassistent (MTRA) tätig bin, habe ich in dieser Zeit rasante Quantensprünge in der technologischen Entwicklung beobachten und mit erleben können.

Diese Arbeit versteht sich als komprimierter Versuch, ein wenig Licht in das Fachgebiet der Radiologie, mit all seinen Facetten zu bringen.
Aufgezeigt werden soll, in welchen Bereichen des täglichen Arbeitens die Radiologie zur Anwendung kommt und welche unverzichtbare Rolle sie in der Medizin einnimmt.

Sie dient als eine Art Informationsbroschüre für all jene im Gesundheitssektor tätigen Personen.
Die Idee liegt in der Anregung an eine engere interdisziplinäre Zusammenarbeit.

Im ersten und umfangreicheren Teil dieser Arbeit werde ich auf die geschichtliche Entwicklung und die allgemeinen theoretischen Grundlagen des Fachbereiches Radiologie mit all ihrer Komplexität eingehen.
Der Theoretische Teil dieser Arbeit enthält einige dennoch sehr vereinfachte physikalische Grundlagen, die aber zum besseren Gesamtverständnis beitragen sollen.

Erst im zweiten Teil führe ich auf, welche Auswirkung und welchen Stellenwert sie in der interdisziplinären Zusammenarbeit im medizinischen Alltag hat.
Mit dieser Arbeit stelle in Aussicht was sie uns zukünftig noch bringen wird.

3 Theoretische Grundlagen

Kaum ein anderes Fach der Medizin geht so sehr mit den Begriffen technologischer Fortschritt, Innovation und Computermedizin Hand in Hand.

Doch was genau ist die Grundlage dieses Fachbereiches?

Radiologie bedeutet Strahlenkunde und ist ein Teilgebiet der Medizin.

Die Geschichte der Radiologie wurde durch die Ideen und die Pionierleistung von Wilhelm Conrad Röntgen und vieler anderer herausragender Wissenschaftler geprägt.[1]

W.C. Röntgen legte den Grundstein für die Anfänge der Radiologie als er am 08. November 1895 „eine neue Art von Strahlen", die er X-Strahlen nannte aufspürte.

Plötzlich wurde Unsichtbares, sichtbar.

Als erster Physiker überhaupt wurde er im Jahre 1901 mit dem neu geschaffenen Nobelpreis der Physik für seine herausragenden Leistungen geehrt.

Diese X-Strahlen wurden zu Ehren W.C. Röntgen im deutschsprachigen Raum als „Röntgenstrahlen" bezeichnet.[2]

Die folgende Zeittafel zeigt eine Übersicht der wichtigsten Ereignisse in der Geschichte der Radiologie während der letzten 120 Jahre.[3,4]

---

[1] Vgl. Laubenberger, Theodor und Laubenberger, Jörg: Technik der medizinischen Radiologie, 7. überarbeitete Auflage, Dt. Ärzte-Verlag, 1999, S. 27.
[2] Vgl. Röntgen, Wilhelm Conrad in „Der Grosse Brockhaus", 1956, s.v. Röntgen, Wilhelm.
[3] Vgl. Kaick, van G.: Meilenstein der Radiologie in Deutschland, in „Der Radiologe" Band 45, Springer Verlag 2005, S. 371-372.
[4] Vgl. Laubenberger, Theodor und Laubenberger, Jörg, (FN 1), S. 27-28.

Zeittafel zur Radiologie

1895 08. November, Entdeckung der
Röntgenstrahlen durch W.C.
Röntgen

22. November, 1. Röntgenbild

1904 Erstmalige Anwendung von
Kontrastmittel

1908 Entwicklung von Verstärkerfolien

1912 Einsatz von Streustrahlenblenden

1931 Erste Schichtaufnahmetechnik:
Planigraphie

1935 Erforschung der
Subtraktionstechnik

1942 Ersteinsatz von Ultraschall zur
Diagnostik durch K. Dussik

1945 erster Nachweis der
kernmagnetischen Resonanz
durch Felix Bloch und
Edward Will Purcell

1954 erster zweidimensionaler
Ultraschall

1965 Ultraschall: erstes Real-Time-
Gerät (W. Krause und R. Soldner)

1968 Entwicklung der
Computertomographie durch
G. N. Houndsfield

1972 Klinische Anwendung der
Computertomographie

1973 Paul Lauterbur und Sir Peter
und Mansfield veröffentlichen
1977 grundlegende Arbeiten zur
Magnetresonanztomographie

1980 Beginn der Kernspintomographie

1988 Entwicklung der Spiral-
Computertomographie

1998 Einführung der Mehrschicht-
Spiral-Computertomographie

5

3.1 Röntgenstrahlung und ihre Erzeugung

Schallwellen und elektromagnetische Wellen sind die Basis der bildgebenden Diagnostik.
Röntgenstrahlen sind kurzwellige, elektromagnetische Wellen.[5]
Die Wellenlänge der Röntgenstrahlung steht in Abhängigkeit der erzeugten elektrischen Energie. Das bedeutet, dass in der Röntgentechnologie zur Diagnostik eine elektrische Spannung von etwa 100 000 Volt erzeugt werden muss.

Eigenschaften der Röntgenstrahlen:

- verhalten sich wie Licht
- können Materie durchdringen und werden dabei abgeschwächt
- sind fotochemisch (schwärzen eine fotografische Schicht)
- haben eine biologische Wirkung (beeinflussen Gewebe)
- sind unsichtbar

3.1.1 Entstehung von Röntgenstrahlung

Röntgenstrahlen entstehen, wenn schnell fliegende Elektronen auf Materie auftreffen und dadurch bedingt in ihrer Bahn abgebremst werden.
99% der Energie wird hierbei in Wärme umgewandelt und nur 1% in Röntgenstrahlen.

In der bildgebenden Medizin wird zur Erzeugung von Röntgenstrahlen eine Röntgenröhre verwendet. Eine Röntgenröhre besteht vereinfacht aus einer Kathode und einer Anode.
Elektronen werden von der Kathode, durch Anlegen einer Hochspannung (25-125kV), zur Anode beschleunigt und dringen in das Anodenmaterial ein.
Beim Aufprall werden sie abgebremst und erzeugen dabei

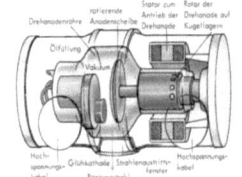

Abbildung 1: Aufbau Röntgenröhre

[5] Vgl. Lissner, Josef und Hug, Otto: Radiologie: Kompendium für den ersten klinischen Studienabschnitt, Enke Verlag, Stuttgart, 1975, S.2-3.

drei verschiedene Strahlungsarten.[6] In Folge dieser Wärmeentwicklung muss die Röntgenröhre mit Wasser oder Öl gekühlt werden. Ein Bleimantel verhindert, dass unerwünschte Röntgenstrahlung aus dem Röhrengehäuse austritt. Aufgrund des begrenzten Umfanges dieser Arbeit wird auf die Physik nicht weiter eingegangen.

3.1.2 Entstehung eines Röntgenbildes

Wenn Röntgenstrahlen den Körper durchdringen werden die Strahlen je nach Dichte und Dicke des zu durchdringenden Materials abgeschwächt. Diese unterschiedlichen Schwächungen werfen auf den Röntgenfilm ein Schattenbild, entsprechend der Durchlässigkeit des Aufnahmematerials.

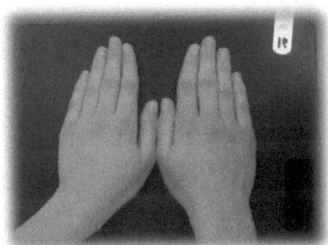 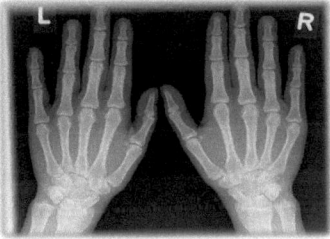

Abbildung 2 Röntgen der Hände

4 Übersicht der bildgebenden Verfahren

Nachdem bisher vereinfacht die theoretischen Grundlagen erläutert worden sind, wird im folgenden Abschnitt ein orientierender Überblick über die vielfältigen bildgebenden Verfahren gegeben. Parallel hierzu werden die technologischen Fortschritte verständlicher.

Die Prinzipien der einzelnen Verfahren sollen hier erläutert werden.

Zu dem Stellenwert und der Bedeutung der einzelnen Verfahren wird im zweiten Teil dieser Arbeit eingegangen.

---

[6] Vgl. Frommhold,W , Gajewski, H., Schoen, H.-D.: Medizinische Röntgentechnik, Physikalische und technische Grundlagen, 4. völlig neubearbeitete Auflage, Thieme Verlag, 1979, S.80-114.

Durch die kontinuierliche Weiterentwicklung der bildgebenden Technik werden ständig neue Einsatzmöglichkeiten erschlossen.

Die derzeitigen Anwendungsmöglichkeiten werden in dieser Arbeit zum besseren Verständnis nur kurz zusammengetragen da ein vertieftes Eindringen den Rahmen dieser Arbeit bei Weitem sprengen würde.

Die bildgebenden Radiologischen Verfahren umfassen:

- Projektionsradiographie - konventionelles Röntgen
- Mammographie
- Durchleuchtung
- Sonographie (Ultraschall)
- Computertomographie (CT)
- Magnetresonanztomographie (MRT)

4.1 Projektionsradiographie - konventionelles Röntgen

Unter Projektionsradiographie versteht man die klassische konventionelle Röntgendiagnostik.

Beim konventionellen Röntgen werden in der Regel zwei Projektionen angefertigt, die orthogonal (rechtwinklig) zueinander stehen. Dadurch hat man zwei unterschiedliche Ebenen.

Das konventionelle Röntgen lässt sich bereits auf das Jahr 1895 zurückführen, in dem Wilhelm Conrad Röntgen die Hand seiner Frau röntgte.[7]

Im Laufe der Jahre gab es einige technologische Fortschritte in der konventionellen Röntgenbilderzeugung.

Angefangen hat alles mit der analogen Bildaufnahmetechnik, bei dem die Bilddokumentation auf einem Röntgenfilm mit Verwendung von Verstärkerfolien stattfand.

---

[7] Vgl. Laubenberger, Theodor und Laubenberger, Jörg, (FN 1), S. 27.

Das Film-Folien-Kassettensystem war so konzipiert, dass der Röntgenfilm bei Einfall von Licht- oder Röntgenstrahlung geschwärzt wurde. Aufgrund seiner Empfindlichkeit gegenüber Licht musste er in der Dunkelkammer entwickelt werden.[8]
Die Bildbetrachtung wurde an einem Lichtkasten durchgeführt.

Die Strahlungsleistung musste von Patient zu Patient abhängig von dessen Anatomie und Pathologie manuell angepasst werden und ergab somit nicht immer ein brauchbares Ergebnis. Dies war keinesfalls eine effiziente Dauerlösung, da mitunter Folgewiederholungsaufnahmen angefertigt werden mussten, die die Gesamtstrahlenbelastung des Patienten erhöhten.

Eine technische Weiterentwicklung in den 1980er Jahren und somit auch eine brauchbare Standartmethode in der konventionellen Röntgendiagnostik war die Einführung der Speicherfolien.
Ein halbdigitales Bildempfangssystem, bei dem im Vergleich zum analogen Verfahren eine Speicherfolie beschossen und diese dann von einem Auslesegerät ab gescannt wird. Nach dem Auslesevorgang wird die Speicherfolie gelöscht und steht für weitere Aufnahmen zur Verfügung.[9] Die ausgelesenen Bilder werden an hochauflösenden Spezialmonitoren betrachtet. Dies war der Anfang der Digitalisierung in der konventionellen Röntgendiagnostik.

Ende des 20. Jahrhundert erfolgte mit der Einführung der Flachdetektoren ein weiterer Innovationsschub.
Flachdetektoren ermöglichen die Anfertigung digitaler Röntgensofortbilder.
Im Gegensatz zu der vor etwa 20 Jahren eingeführten Speicherfolienradiographie, bei der die Röntgenkassetten mit entsprechendem Arbeits- und Zeitaufwand ausgelesen werden mussten, steht bei dem Flachdetektorverfahren innerhalb weniger Sekunden das fertige Röntgenbild auf dem Bildschirm zur Verfügung.
Viele Vorteile prägen diese technische Veränderung vom analogen bis zum heutigen Flachdetektor Verfahren.

---

[8] Vgl. Laubenberger, Theodor und Laubenberger, Jörg, (FN 1), S. 61-108.
[9] Vgl. Wolbarst, B. Anthony, Hendee, R. William: Envolving and Experimental Technologies in Medical Imaging in Radiology: Volume 238: Number 1 – January 2006.

Der größte Vorteil allerdings liegt in der Reduktion der Strahlenbelastung für den Patienten und die ausgezeichnete Bildqualität.[10]

Ein weiterer Vorteil ist der Einsatz von mobilen Röntgengeräten.

Neben den festinstallierten Apparaten lassen sie einen größeren diagnostischen Einsatz in der Notfalldiagnostik bei Unfallpatienten oder in der stationären Bettaufnahmediagnostik zu.[11]

4.1.1 Klinische Anwendung der Projektionsradiographie

Die Röntgenuntersuchung hat bis heute verschiedene klinische Vorteile. Sie hat sich in vielerlei Hinsicht ihre Priorität anderen diagnostischen Methoden gegenüber bewahrt.

Im diagnostischen Algorithmus ist in den meisten Fällen die Projektionsradiographie die erste Untersuchungsmodalität. Tatsächlich ist die Röntgenuntersuchung die am Häufigsten verwendete Untersuchungsmethode.

Durch sie lassen sich beispielsweise Aussagen zum Zustand von Knochen und Gelenken machen. Zu den Standard Röntgenuntersuchungsmethoden zählen die Thoraxübersicht, die Abdomenübersicht, die Röntgendiagnostik des Skeletts.

Allerdings ist die Aussagefähigkeit der Röntgenuntersuchung auch begrenzt.

Knorpel können nur indirekt beurteilt werden und Weichgewebsstrukturen kommen im Allgemeinen nicht zur Darstellung.

---

[10] Spahn, M., Strotzer, M., Völk, M. et al.: Digital radiography with a large area amorphous silicon flat panel x-ray detector system, in Investement Radiology, 2000, Heft 35, S. 260–266.
[11] (N. N.): Tragbares Röntgengerät Xavier zum Einsatz im Rettungswesen und Katastrophengebieten, o.O., 27.01.2013, unter: http://www.trendsderzukunft.de/tragbares-rontgengerat-xavier-zum-einsatz-im-rettungswesen-und-katastrophengebieten/2013/01/27/ 17.02.2014.

Vorteile der Röntgenuntersuchung:	Nachteile der Röntgenuntersuchung:
• Kostengünstiges Verfahren • steht fast überall zur Verfügung • kann eine erste vorläufige Differentialdiagnose geben	• in vielen Fällen unspezifisch • einige Krankheiten haben keine radiologischen Röntgenzeichen • einige Strukturen sind im Röntgen nicht sichtbar

4.2 Mammographie

Die Mammographie ist in erster Linie ein Verfahren der Radiologie zur Diagnostik der weiblichen, gegebenenfalls aber auch der männlichen Brust. Die Untersuchung erfolgt an speziellen digitalen Röntgengeräten mit einer weichen Strahlung von ungefähr 25 bis 35 keV (Kiloelektronenvolt). Die Röntgenaufnahmen werden an speziellen Mammographie-Befundmonitoren betrachtet.

Jede Brust wird aus zwei (meist senkrecht von oben und schräg seitlich), gegebenenfalls auch mehreren Richtungen aufgenommen. Während dieser Aufnahmen wird die Brust zwischen dem Objekttisch und einer Plexiglasplatte moderat komprimiert. Dies ist notwendig, um die Strahlendosis gering zu halten und die zu untersuchende Brustregion bestmöglich abzubilden.

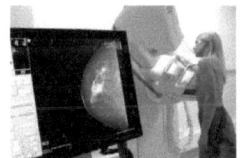

Abbildung 3: Mammographie

Die weiche Strahlung führt zu kontrastreicheren Aufnahmen, als sie bei anderen Röntgenuntersuchungen mit harter Strahlung möglich wären. Mit der Untersuchung können kleine, nicht tastbare Gewebeformationen sowie Mikrokalk erkannt werden.[12]

Das qualitätsgesicherte Mammographie-Screening-Programm ist auf der Grundlage eines einstimmigen Beschlusses des Deutschen Bundestages und des Bundesrates im

---

[12] Vgl. Laubenberger, Theodor und Laubenberger, Jörg, (FN 1), S. 296-304.

Jahr 2002 eingeführt worden, um die Sterblichkeit von Frauen an Brustkrebs zu senken.[13]

Brustkrebs ist in Deutschland die häufigste Krebserkrankung bei Frauen.[14]

4.2.1 Klinische Anwendung der Mammographie

Seit 2004 bekommen in Deutschland alle Frauen im Alter zwischen 50 und 69 alle zwei Jahre eine schriftliche Einladung, ihre Brust im Rahmen der Krebsfrüherkennung röntgen zu lassen.

Die Aufnahmen können kleine Tumore zeigen, die sich noch nicht ertasten lassen. In diesem Frühstadium sind die Heilungschancen besonders groß.

Natürlich steht die Mammographie auch Frauen unter 50 zu wenn der Verdacht eines Befundes durch den Gynäkologen die Mammographie medizinisch indiziert.

Neben der reinen Diagnostik der Brust kommt auch die Mammographiegestützte Feinnadelbiopsie zum Einsatz.[15]

4.3 Röntgendurchleuchtung - Durchleuchtung

Als Röntgendurchleuchtung oder einfach Durchleuchtung bezeichnet man eine Untersuchung mit Röntgenstrahlen, mit der nicht nur ein einzelnes Bild, sondern eine Bildserie ermöglicht wird. Durch die dynamische Bilddarstellung können funktionelle Vorgänge über einen kurzen Zeitraum hinweg beobachtet werden. Das Prinzip der Durchleuchtung ist sehr einfach.

Durch eine Röntgenröhre werden über die gesamte Dauer der Durchleuchtung niedrigdosierte Röntgenstrahlen ausgesendet, die den Körper des Patienten durchdringen ("durchleuchten"). Sie werden dann von einem Detektor aufgefangen und anschließend in einem Bildwandler verarbeitet.

An einem Monitor können die bewegten zweidimensionalen Röntgenbilder in Echtzeit betrachtet werden.[16]

---

[13] Vgl. Nekolla, E. A., Griebel, J., Brix, C.: Einführung eines Mammographiescreeningprogramms in Deutschland, Radiologe 2005, Heft 45, S.245-254, Online publiziert: 17.Februar 2005, Springer Medizin Verlag 2005, unter: http://www.bfs.de/de/ion/medizin/diagnostik/roentgen/Mammographiescreening.pdf.
[14] (N.N.): Krebszahlen. Häufigste Krebsarten der Frau, o.O., Stand 08/2013, unter: http://www.krebshilfe.de/wir-informieren/ueber-krebs/krebszahlen.html 10.02.2014.
[15] Vgl. Laubenberger, Theodor und Laubenberger, Jörg, (FN 1), S. 303.

4.3.1 Klinische Anwendung der Durchleuchtung

Die Einsatzmöglichkeiten der Durchleuchtung sind groß, doch ihr Hauptuntersuchungsfeld ist die Diagnostik des Magen-Darm-Traktes. In der operativen minimal invasiven interventionellen Radiologie erhält sie immer mehr Einzug, denn mittels Angiographien (Positionierung eines Katheters) lassen sich in allen Bereichen des Gefäßsystems verschiedenste Diagnostische und Therapeutische Eingriffe durchführen.[17]

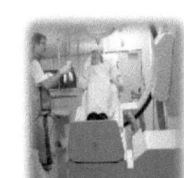 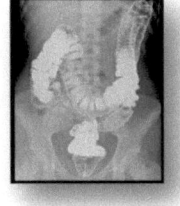 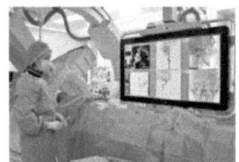

Abbildung 4: Durchleuchtung

4.4 Sonographie (Ultraschall)

In der Sonographie werden Schallwellen zur Bilderzeugung genutzt. Der verwendete Schall hat eine Frequenz oberhalb der menschlichen Hörgrenze (Ultraschall). In der Ultraschallsonde (dem „Schallkopf") werden die Ultraschallwellen erzeugt und abgestrahlt. Im Körper werden die Wellen abhängig der Gewebebeschaffenheit in unterschiedlichem Ausmaß reflektiert.

Der reflektierte Schall wird in der Ultraschallsonde gemessen.

Aus der Menge des reflektierten Schalls und der Laufzeit bis zum Eintreffen des Schallechos wird das Bild berechnet und direkt angezeigt.[18]

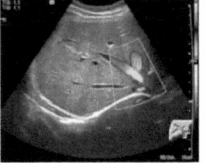

Abbildung 5: Sonographie

[16] Vgl. Laubenberger, Theodor und Laubenberger, Jörg, (FN 1), S. 282-291.
[17] (N.N.): Neues Angiographie-System im Einsatz. Moderne Technik – schnell und schonend, o.O., 24.07.2012, unter:
http://www.innovations-report.de/html/berichte/medizintechnik/neues_angiographie_system_einsatz_199475.html 17.02.2014.
[18] Vgl. Laubenberger, Theodor und Laubenberger, Jörg, (FN 1),S. 373-388.

Damit der Schall ungehindert in die zu untersuchende Körperregion eindringen kann, wird ein Gel auf die Haut aufgetragen.

Durch die Bewegung und das unterschiedliche Abwinkeln des Schallkopfs auf der Haut lassen sich Organe, Gefäße und Gewebestrukturen darstellen.

Mit Hilfe der Duplextechnik kann man den Blutfluss in Blutgefäßen farbig darstellen und die Flussgeschwindigkeit messen, um Engstellen in Blutgefäßen zu identifizieren.

4.4.1 Klinische Anwendung der Sonographie

Ein wesentlicher Vorteil der Sonografie gegenüber anderen bildgebenden Verfahren in der Radiologie liegt in der Unschädlichkeit der eingesetzten Schallwellen. Die Untersuchung ist schmerzfrei und unschädlich und somit ein wertvolles Verfahren geworden. Die Sonografie ist das wichtigste Verfahren bei der Differentialdiagnose eines akuten Abdomens, bei Gallensteinen oder bei der Beurteilung von Gefäßen und deren Durchlässigkeit, vor allem an den Beinen. Weiterhin wird sie standardmäßig zur Untersuchung der Schilddrüse, des Herzens, der Nieren, der Harnwege und der Harnblase benutzt. Sie ist zum Standardverfahren in der Schwangerschaftsvorsorge geworden.[19],[20]

Durch den Einsatz von Kontrastmitteln ist in geeigneten Fällen eine weitere Verbesserung der Diagnostik möglich.

Mit Ultraschall können krebsverdächtige Herde erkannt und erste Hinweise auf ihre Bösartigkeit gewonnen werden. In diesem Zusammenhang wird die Sonographie nicht nur zur Diagnostik sondern auch zur Interventionellen Arbeit eingesetzt, beispielsweise zu ultraschallgesteuerten Biopsien und Zytologien (Entnahmen von Gewebeproben oder freier Flüssigkeit) und oder zu Operationen mittels Ultraschall-Skalpellen.[21]

Eine aktuelle Entwicklung in der Sonographiediagnostik ist die Einführung von Verfahren zur Diagnose von Knochenbrüchen und deren Verlaufskontrolle. Insbesondere bei Brüchen im Kindesalter ist in bestimmten Regionen eine

---

[19] Vgl. Vetter, Klaus: Dopplersonographie in der Schwangerschaft. Weinheim u. a., Basel u. a. 1991, S. 12.
[20] (N.N.): Ultraschalldiagnostik. Verfahren der Ultraschall-Diagnostik, o.O., 01.04.2010, unter:
http://www.bfs.de/de/ion/medizin/diagnostik/alternative_schnittbildverfahren/sono.html 19.02.2014.
[21] Vgl. Dössel, Olaf: Bildgebende Verfahren in der Medizin. Von der Technik zur medizinischen Anwendung. 1. Auflage. Springer, Berlin u. a. 2000, S. 167-168.

ultraschallbasierte Darstellung von Frakturen mit einer Genauigkeit möglich, die Röntgenbilder überflüssig machen kann. Zum gegenwärtigen Zeitpunkt ist ein Einsatz bei handgelenksnahen Unterarmfrakturen, Ellenbogen- und Oberarmbrüchen möglich.[22]

4.5 Computertomographie (CT)

Die im Jahr 1972 von Houndsfield und Ambrose klinisch eingeführte Computertomographie (CT)[23] erlaubt eine überlagerungsfreie Darstellung aller Körperregionen in Querschnitten.

Die Computertomographie arbeitet wie die Projektionsradiographie mit Röntgenstrahlen.

Durch eine rotierende Röntgenröhre und gegenüberliegende Detektoren werden einzelne Körperschichten aus verschiedenen Richtungen dargestellt.

Der Computer erstellt dann aus den verschiedenen Ansichten einer Körperschicht ein Bild als Querschnitt durch den Körper.

Aus diesen Querschnittsbildern lassen sich Bilder in beliebigen Ebenen berechnen.

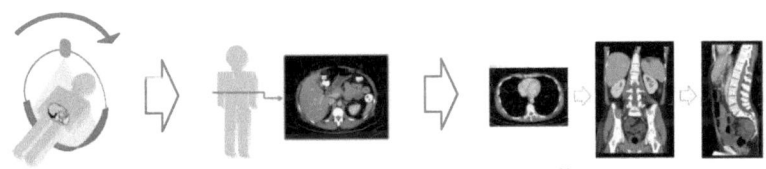

Abbildung 6: vereinfachte Grafik der Funktionsweise Computertomographie

Initial handelte es sich um rein statische Systeme, bei dem der Patient Schicht für Schicht untersucht wurde.

Durch die Verwendung von Kontrastmitteln können Gefäßerkrankungen, Entzündungen oder Tumoren nachgewiesen oder ausgeschlossen werden.

---

[22] (N.N.): Der Einsatz von Röntgenstrahlen ist oftmals überflüssig, o.O., 19.02.2013, unter:
http://www.springermedizin.at/artikel/35331-der-einsatz-von-roentgenstrahlen-ist-oftmals-ueberfluessig 17.02.2014.
[23] Vgl. Laubenberger, Theodor und Laubenberger, Jörg, (FN 1), S. 28.

Mit der Einführung der Spiral-CT Ende der 1980er war es möglich größere Datenvolumen aufzunehmen.[24]

Ende der 1990er begann die Zeit der Mehrschicht-CT-Systeme, eine Aufnahme von sehr vielen Bildern in sehr engen Schnitten in kürzester Zeit war nun möglich. Trotz dieser rasanten technologischen Entwicklung hat sich das Grundprinzip all dieser neuen CT-Systeme nie verändert.

4.5.1 Klinische Anwendung der Computertomographie (CT)

Die CT gehört heute zum wichtigsten Arbeitsmittel des Radiologen, mit dem eine Vielzahl von Erkrankungen diagnostiziert werden kann. 2009 erhielten in Deutschland rund 4,88 Millionen Menschen mindestens eine Computertomographie.[25]

Das Verfahren kann überall dort eingesetzt werden, wo ein Leiden bzw. Erkrankungsbild zu einer Veränderung in der Struktur des Körpers führt. Es können damit sehr sicher Knochenbrüche, Blutungen, Blutergüsse, Schwellungen (z. B. von Lymphknoten) und oft auch Entzündungen, Tumore und Metastasen von Krebserkrankungen diagnostiziert werden.

Computertomographen sind mittlerweile fast ausnahmslos in jeder Klinik zu finden, dies ermöglicht eine schnelle und sichere Diagnostik vor allem in der Notfallsituation.[26] Man nutzt die CT aber nicht nur zur Diagnostik, denn durch die erhebliche Dosisreduktion und der Möglichkeit der Einzelbildaufnahmen werden auch CT-gesteuerte operative Eingriffe mittels CT-Fluoroskopie unter Einhaltung aller erforderlichen Hygienestandards durchgeführt.

---

[24] Vgl. Laubenberger, Theodor und Laubenberger, Jörg, (FN 1), S. 29.
[25] (N.N.): MRT laut Barmer Arztreport in Deutschland am häufigsten, o.O., 01.02.2011, unter:
http://www.aerzteblatt.de/nachrichten/44512/MRT_laut_Barmer_Arztreport_in_Deutschland_am_haeufigsten.htm 17.02.2014.
[26] (N.N.): Fakten Ärzteversorgung – Bundesgesundheitsministerium. Daten und Fakten zur ärztlichen Versorgung in Deutschland.
Ambulante spezialfachärztliche Versorgung, o.O., 22.02.2013, unter:
http://www.bmg.bund.de/krankenversicherung/gkv-versorgungsstrukturgesetz/fakten-aerzteversorgung.html 17.02.2014.

4.6 Magnetresonanztomographie (MRT) – Kernspintomographie

Wie die Computertomographie ist auch die Magnetresonanztomografie (MRT) eine Schichtbildtechnik - sie erzeugt dreidimensionale, räumliche Bilder. Obwohl beide Verfahren sich im äußeren Aufbau der Geräte sehr ähneln, basiert ihre Technik auf grundverschiedenen Mechanismen. Im Gegensatz zur CT erstellt die MRT die Bilder nicht mit Röntgenstrahlen, sondern mithilfe von starken Magnetfeldern.

Kernspin, Kernspintomographie, MR und NMR (nuclear magnetic resonance), all diese Begriffe sind Synonyme für das bildgebende diagnostische Verfahren MRT.
Von der Entdeckung bis zum Klinischen Einsatz der MRT dauerte es 35 Jahre.[27]
Der Menschliche Körper besteht zu mehr als 60% aus Wasser.[28] Damit ist Wasser das häufigste Molekül in unserem Körper. Dieser Zustand ist die Grundlage zur Funktion der MRT.

Wasserstoffatomkerne rotieren um sich selbst, sie haben einen „Spin".
Das Verfahren wird deswegen manchmal auch Kernspintomographie genannt.
Aufgrund des Kernspins sind die Wasserstoffkerne magnetisch und richten sich im Magnetfeld aus.
Die MRT-Geräte verwenden unterschiedliche Magnetfeldstärken. Die Stärke des Magnetfeldes wird in Tesla angegeben. In der klinischen Routine werden Geräte mit einer Magnetstärke von 1,5 Tesla und 3 Tesla eingesetzt.[29]
Am Beispiel eines 1,5 Tesla MRT-Gerätes, ist die Magnetstärke ca. 50.000-mal so stark wie das Erdmagnetfeld.
In der Untersuchungsregion wird mit elektromagnetischen Impulsen über spezielle Spulen das Magnetfeld verändert und die Ausrichtung der Wasserstoffkerne im Magnetfeld beeinflusst. Nach Abschalten des elektromagnetischen Impulses richten sich

---

[27] Vgl. Kreisler, P., Trümmler, K.-H., Magnetresonanztomographie, in: Moderne Bildgebung: Physik, Gerätetechnik, Bildbearbeitung und –kommunikation, Strahlenschutz, Qualitätskontrolle, Ewen, Klaus (Hrsg.), Stuttgart, 1998, Georg Thieme Verlag, S.171-196, S. 171.
[28] (N.N.):Die ernährungsphysiologische Bedeutung von Wasser. Der Wasserhaushalt, o.O., 15.06.2010, unter: https://www.dge.de/modules.php?name=News&file=article&sid=1040 19.02.2014.
[29] Pabst, Christoph: Magnetresonanz-Tomographie. Lernskript für Mediziner. Grundlagen der Magnetresonanz-Tomographie o.O., Stand Januar 2013, unter: http://www.ukgm.de/ugm_2/deu/umr_rdi/Teaser/Grundlagen_der_Magnetresonanztomographie_MRT_2013.pdf 17.02.2014.

die Wasserstoffkerne wieder im Magnetfeld aus. Die Geschwindigkeit, mit der dieses geschieht, hängt vom Gewebe ab.

Durch das Ausrichten der Wasserstoffkerne im Magnetfeld entsteht ein messbares Signal, aus dem sich ein Bild berechnen lässt.

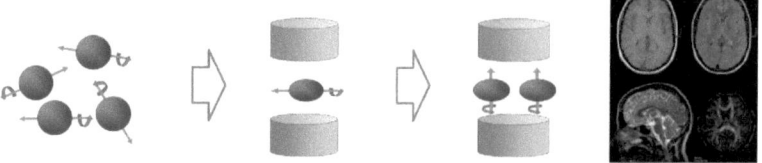

Abbildung 7: vereinfachte Grafik der Funktionsweise Magnetresonanztomographie

MRT-Untersuchungen variieren in ihrer Zeit, da mehrere Bilddatensätze in verschiedenen Raumebenen und mit unterschiedlichen Gewebekontrastierungen, Abhängig von ihrer Klinischen Fragestellung aufgenommen werden.

Ein Hauptgrund für die Klinische Anwendung der MRT ist, dass sie sehr genaue und differenzierte Darstellungen aller Körpergewebe liefert, vor allem nicht-knöcherner Strukturen, wie z. B. Weichteile, Organe, Gelenkknorpel, Meniskus und Gehirn. Schon geringfügige Veränderungen im Körper, beispielsweise kleine Entzündungsherde, können auf diese Weise entdeckt werden.[30]

4.6.1 Klinische Anwendung der Magnetresonanztomographie (MRT)

Mit Hilfe der MRT lassen sich Gewebekontraste sehr gut darstellen, daher wird das Verfahren speziell für Untersuchungen von Weichteilen, Gehirngewebe, Rückenmark und Bandscheiben angewandt.[31] Die Kernspintomografie ist heute die sicherste Methode, um eine Krebs-Diagnose auszuschließen bzw. abzusichern.

Strukturen, die einen geringen Wasserstoffgehalt haben, wie z. B. Knochen können dagegen mit der MRT nicht gut abgebildet werden.

[30] Vgl. Edelman, Robert, Warach, Steven: Magnetic Resonance Imaging, in: The New England Journal of Medicine, o.O., 11.03.1993, Heft 328, S. 708-716, unter: http://www.nejm.org/doi/pdf/10.1056/NEJM199303113281008 19.02.2014.
[31] (N.N.): Magnet-Resonanz-Tomographie, o.O., 04.04.2013, unter: http://www.bfs.de/de/ion/medizin/diagnostik/alternative_schnittbildverfahren/mrt.html 19.02.2014.

Trotz der schonenden Anwendung und präzisen Darstellungsmöglichkeiten ersetzt die MRT nicht andere bildgebende Verfahren, sondern ergänzt diese. Die MRT liefert zwar von einigen Körperregionen bessere Bilder als andere Methoden, für die Untersuchung vieler Organe und Gewebe sind andere bildgebende Verfahren aber ebenso gut, bei bestimmten Lokalisationen sogar besser geeignet. Viele Diagnosen klärt der Arzt mit einer Ultraschall- oder Röntgenuntersuchung unter Umständen schneller und preiswerter ab.

Ein Ärztereport der Barmer GEK aus dem Jahr 2011 zeigt das Deutschland im internationalen Vergleich an der Spitze bei den MRT-Untersuchungen liegt.[32] Von einem Kernspin-Boom sprachen die Medien.[33]

5   Die Rolle der Radiologie in der Medizin

Jeder Fachbereich in der Medizin spielt eine unverzichtbare Rolle, so auch die Radiologie.
Welchen Stellenwert und welchen Zweck die Radiologie in der Medizin einnimmt soll im nächsten Abschnitt erläutert werden.

Die Radiologie wird in Zukunft in der gesamten klinischen Medizin eine zentrale Rolle einnehmen.
Sie ist eine entscheidende Schnittstelle für die korrekte Wegweisung des Patienten von der Diagnose zur optimalen Therapie.[34]

5.1   Stellenwert und Zweck

Ohne bildgebende Diagnostik ist eine Diagnose fast nicht mehr möglich.
Durch die Weiterentwicklung der Medizin und der Verbesserung der allgemeinen Lebensbedingungen steigt auch die Lebenserwartung stetig.[35]

---

[32] (N.N.): MRT laut Barmer Arztreport in Deutschland am häufigsten, o.O., 01.02.2011, unter:
http://www.aerzteblatt.de/nachrichten/44512/MRT_laut_Barmer_Arztreport_in_Deutschland_am_haeufigsten.htm 17.02.2014.
[33] (N.N.): Kernspin-Boom, o.O., o.J., unter: http://www.augsburger-allgemeine.de/themenwelten/gesundheit/Kernspin-Boom-Deutsche-immer-oefter-durchleuchtet-id9599596.html 17.02.2014.
[34] Vgl. Kramer, Josef: Tiefe Einblicke in Knochen und Knorpel, in: Ärztezeitung, o.O., 23.01.2007, unter:
http://www.aerztezeitung.de/medizin/krankheiten/skelett_und_weichteilkrankheiten/article/433743/tiefe-einblicke-knochen-knorpel.html 17.02.2014.

Einen wichtigen Baustein liefert die Radiologie mit ihren Möglichkeiten, Krankheiten schon frühzeitig zu erkennen, die Ausdehnung richtig zu erfassen und den Patienten schneller einer adäquaten Behandlung zuzuführen.

Die Radiologie erfüllt also die Rolle eines objektiven Beraters des behandelnden Arztes und hilft, richtige Entscheidungen zu treffen.

In den operativen Fächern der Medizin hilft die Radiologie bei der optimalen Planung der Operationsdurchführung und kann mithelfen, das Operationsrisiko für den Patienten deutlich zu senken.

Beispiele hierfür sind die Vermeidung und Planung von Operationen bei der Anwendung Schnittbildgestützter virtueller dreidimensionaler Operationsplanung. Anwendung findet die virtuelle Operationsplanung bei z. B. Operationen bei komplizierten Brüchen, Operationen im Bauchbereich oder auch bei Operationen am Gehirn. Desweiteren ist es möglich eine Darstellung der Blutversorgung der Operationsregion oder die Identifikation von Tochtergeschwülsten (Metastasen) bei Tumorerkrankungen zu geben.[36]

Im Bereich der Vorsorgeuntersuchungen ermöglicht die Radiologie einzigartige diagnostische, nicht invasive Vorsorgeuntersuchungen im Rahmen von Gesundheitscheckups (z.B. Kalziumwertbestimmung in den Koronararterien als Zeichen für die Herzinfarktwahrscheinlichkeit, die virtuelle Koloskopie als Ersatz für die unangenehme Dickdarmspiegelung, Knochendichtemessungen bei Verdacht auf Osteoporose), Reihenuntersuchungen (Screeninguntersuchungen in der Brustkrebsvorsorge = Mammografie) und sonstigen Vorsorgeuntersuchungen.[37]

Die Radiologie dient als Prozessbegleitung bei Nachsorge- und Verlaufsuntersuchungen von Krankheiten insbesondere im Bereich der Krebsbehandlung (z.B. Kontrolle nach Strahlentherapie und Chemotherapie, Kontrolle nach Operationen).

---

[35] Vgl. Ziegler, U. , Doblhammer, G.: Demografische Forschung. Steigende Lebenserwartung geht mit besserer Gesundheit einher, in: Demografische Forschung Aus Erster Hand, 1/2005, unter: http://www.demografische-forschung.org/archiv/defo0501.pdf 17.02.2014.
[36] (N. N.): Virtuelle Operations-Planung, o. O. , o. J. , unter: http://www.klinikum.uni-heidelberg.de/Virtuelle-OP-Planung.4787.0.html 17.02.2014.
[37] (N. N.): Vorsorge / Früherkennung, o. O. , Dezember 2013, unter: http://www.radiologie.de/vorsorge-frueherkennung/ 17.02.2014.

Mögliche therapeutische Fehlentscheidungen könne schneller geklärt und eventuell auftretende Rezidive schneller erkannt und angemessen behandelt werden.

Durch die technischen Innovationen und den Schritt in die digitale Bildung hat die Radiologie eine Brückenfunktion zwischen hochtechnischer Hightech-Medizin und klinischen Fachdisziplinen. Als Bild- und Befundmanager kann die Radiologie einen wesentlichen Beitrag zur Vermeidung von Bildverlusten leisten. Unnötige Doppeluntersuchungen und die damit verbundene Strahlenbelastung können somit minimiert werden.[38]

Die Einbindung der Radiologie in die Entwicklung einer elektronischen Patientenakte ist ein wichtiger Aspekt bei der Umsetzung von Ideen in die Praxis.[39]

Radiologie kann also helfen, Krankheiten aufzuspüren, die sonst nicht, später oder nur unter großem Aufwand diagnostiziert worden wären. Sie kann helfen Krankheitsverläufe zu begleiten und selbstverständlich auch Krankheiten auszuschließen.

5.2 Auswirkung und Ausblick

Jährlich macht die Medizin gewaltige Fortschritte und erlaubt eine immer besser werdende Gesundheitsversorgung.[40] In einer immer älter werdenden, in hohem Maße Stress ausgesetzten Gesellschaft reicht es aber nicht mehr, auf eingetretene Erkrankungen nur zu reagieren. Eine erfolgreiche Behandlung wird wesentlich vereinfacht, wenn Krankheiten früh erkannt oder durch präzise Vorsorge von vornherein verhindert werden.

---

[38] (N.N.): PACS und Digitale Radiologie, o.O. , o.J. , unter:
http://www.radiologie.kssg.ch/home/patienten/pacs_und_digitale.html 19.02.2014.
[39] Vgl. Buhk, J.-H., Fleischer, M.: Radiologie im Verbund der Klinikkommunikation – Herausforderungen, Lösungen und Fallstricke, in: Der Radiologe, o.O., 01.01.2014, unter:
http://www.springermedizin.de/radiologie-im-verbund-der-klinikkommunikation--herausforderungen-loesungen-und fallstricke/4931296.html 17.02.2014.
[40] (N.N.): Siemens auf dem ECR 2011: Innovationen für Bildgebung und Befundung, o.O. , 14.03.2011, unter:
http://www.healthtechwire.de/siemens-medical-solutions/siemens-auf-dem-ecr-2011-innovationen-fuer-bildgebung-und-befundung-2257/ 19.02.2014.

Menschen könnten aber in ihrem Lebensstil und ihren Gewohnheiten unterschiedlicher nicht sein. Jeder lebt mit eigenen persönlichen Risikofaktoren und seiner genetischen Veranlagung. Aus diesem Grund muss Zukunftsorientiert die medizinische Versorgung für ein langes und gesundes Leben für jeden einzelnen Patienten maßgeschneidert und dennoch bezahlbar sein.[41],[42]

Unter Ärzten, Wissenschaftlern und Industrievertretern gilt der Zusammenschluss aus anatomischer Bildgebung (CT, MRT) und funktioneller Bildgebung (Molekulare Bildgebung) als das herausragende Zukunftsfeld mit enormer Entwicklungsdynamik in der modernen Medizin und macht sie zu einem unverzichtbaren Wegbereiter für den Paradigmenwechsel von der reinen Reparaturmedizin hin zur Präventionsmedizin. Ziel ist es Krankheiten aufzuspüren, bevor sie sich bemerkbar machen.

Das Forschungs- und Entwicklungspotential ist bei weitem noch nicht ausgeschöpft. Stetig entwickeln Wissenschaftlicher neue Methoden zur Bildgebung. Medizinische Studien werden in den nächsten Jahren zeigen, wie schnell und weitreichend die Molekulare Bildgebung für die Früherkennung und Behandlung von Krankheiten genutzt werden kann.[43],[44]

---

[41] (N.N.): Eine stärker personalisierte Gesundheitsversorgung ermöglicht einen höheren Behandlungsstandard, o.O., o.J., unter: http://www.siemens.de/medizintechnik-im-gesundheitswesen/personalisierte-gesundheitsversorgung.html 17.02.2014.
[42] (N.N.): Ältere Menschen, o.O. , 17.02.2014, unter: http://www.gesundheitsforschung-bmbf.de/de/aeltere-menschen.php 19.02.2014.
[43] (N.N.): Technologiereport medizinische Bildgebung, o.O. , 2010 , unter: http://www.tsb-berlin.de/media/uploads/publikationen/20101130_Technologiereport_medizinische_Bildgebung.pdf 17.02.2014.
[44] (N.N.): Nachhaltigkeit in bildgebenden Verfahren, o.O. , 02.03.2013, unter: http://www.management-krankenhaus.de/nachhaltigkeit-der-medizintechnik 19.02.2014.

6 Zusammenfassung

Die vorliegende Arbeit sollte einen kurzen Überblick über das Fachgebiet der Radiologie geben. Das Aufzeigen der unterschiedlichen Aufgabenbereiche sollte deutlich machen, welche Auswirkungen und welchen Stellenwert sie im Gesundheitswesen, in der interdisziplinären Zusammenarbeit, sowie für den Patienten hat.

Wenn man die Geschichte der Radiologie betrachtet, darf man gespannt sein was für weitreichende technische Innovationen in den nächsten Jahren und Jahrzenten in der Medizin Einzug halten werden. Durch den Demografischen Wandel und den technologischen Fortschritt sollten alle im Gesundheitswesen tätigen Personen dazu beitragen, dass eine effektive und finanzierbare Medizin dauerhaft Bestand hat. Aus diesem Grund muss Zukunftsorientiert eine noch engere fächerübergreifende und individuelle maßgeschneiderte medizinische Versorgung angestrebt werden.

Die Darstellung der zukunftsorientierten Auswirkung der technischen Weiterentwicklungen auf dem Gebiet der bildgebenden High-Tech-Verfahren und ihrer Rolle in der Medizin dient dem Zweck, das Potential der Radiologie und die interdisziplinäre Zusammenarbeit mit allen im Gesundheitssektor tätigen Personen zum Wohle des Patienten zu verbessern und das Interesse an diesem Thema spätestens an dieser Stelle zu wecken.

7 Literaturverzeichnis

7.1 Internetquellen

- (N.N.): Ältere Menschen, o.O. , 17.02.2014, unter: http://www.gesundheitsforschung-bmbf.de/de/aeltere-menschen.php

- (N.N.): Der Einsatz von Röntgenstrahlen ist oftmals überflüssig, o.O., 19.02.2013, unter: http://www.springermedizin.at/artikel/35331-der-einsatz-von-roentgenstrahlen-ist-oftmals-ueberfluessig

- (N.N.): Eine stärker personalisierte Gesundheitsversorgung ermöglicht einen höheren Behandlungsstandard, o.O., o.J., unter: http://www.siemens.de/medizintechnik-im-gesundheitswesen/personalisierte-gesundheitsversorgung.html

- (N.N.): Fakten Ärzteversorgung – Bundesgesundheitsministerium. Daten und Fakten zur ärztlichen Versorgung in Deutschland. Ambulante spezialfachärztliche Versorgung, o.O., 22.02.2013, unter: http://www.bmg.bund.de/krankenversicherung/gkv-versorgungsstrukturgesetz/fakten-aerzteversorgung.html

- (N.N.): Kernspin-Boom, o.O., o.J., unter: http://www.augsburger-allgemeine.de/themenwelten/gesundheit/Kernspin-Boom-Deutsche-immer-oefter-durchleuchtet-id9599596.html

- (N.N.): Krebszahlen. Häufigste Krebsarten der Frau, o.O., Stand 08/2013, unter: http://www.krebshilfe.de/wir-informieren/ueber-krebs/krebszahlen.html

- (N.N.): Magnet-Resonanz-Tomographie, o.O., 04.04.2013, unter: http://www.bfs.de/de/ion/medizin/diagnostik/alternative_schnittbildverfahren/mrt.html

- (N.N.): MRT laut Barmer Arztreport in Deutschland am häufigsten, o.O., 01.02.2011, unter: http://www.aerzteblatt.de/nachrichten/44512/MRT_laut_Barmer_Arztreport_in_Deutschland_am_haeufigsten.htm

- (N.N.): MRT laut Barmer Arztreport in Deutschland am häufigsten, o.O., 01.02.2011, unter: http://www.aerzteblatt.de/nachrichten/44512/MRT_laut_Barmer_Arztreport_in_Deutschland_am_haeufigsten.htm

- (N.N.): Nachhaltigkeit in bildgebenden Verfahren, o.O. , 02.03.2013, unter: http://www.management-krankenhaus.de/nachhaltigkeit-der-medizintechnik

- (N.N.): Neues Angiographie-System im Einsatz. Moderne Technik – schnell und schonend, o.O., 24.07.2012, unter: http://www.innovations-report.de/html/berichte/medizintechnik/neues_angiographie_system_einsatz_199475.html

- (N.N.): PACS und Digitale Radiologie, o.O. , o.J. , unter: http://www.radiologie.kssg.ch/home/patienten/pacs_und_digitale.html

- (N.N.): Siemens auf dem ECR 2011: Innovationen für Bildgebung und Befundung, o.O. , 14.03.2011, unter: http://www.healthtechwire.de/siemens-medical-solutions/siemens-auf-dem-ecr-2011-innovationen-fuer-bildgebung-und-befundung-2257/

- (N.N.): Technologiereport medizinische Bildgebung, o.O. , 2010 , unter: http://www.tsb-berlin.de/media/uploads/publikationen/20101130_Technologiereport_medizinische_Bildgebung.pdf

- (N.N.): Tragbares Röntgengerät Xavier zum Einsatz im Rettungswesen und Katastrophengebieten, o.O., 27.01.2013, unter: http://www.trendsderzukunft.de/tragbares-rontgenerat-xavier-zum-einsatz-im-rettungswesen-und-katastrophengebieten/2013/01/27/

- (N.N.): Ultraschalldiagnostik. Verfahren der Ultraschall-Diagnostik, o.O., 01.04.2010, unter: http://www.bfs.de/de/ion/medizin/diagnostik/alternative_schnittbildverfahren/sono.html

- (N.N.): Virtuelle Operations-Planung, o. O. , o. J. , unter: http://www.klinikum.uni-heidelberg.de/Virtuelle-OP-Planung.4787.0.html

- (N.N.): Vorsorge / Früherkennung, o. O. , Dezember 2013, unter: http://www.radiologie.de/vorsorge-frueherkennung/

- (N.N.):Die ernährungsphysiologische Bedeutung von Wasser. Der Wasserhaushalt, o.O., 15.06.2010, unter: https://www.dge.de/modules.php?name=News&file=article&sid=1040

- Buhk, J.-H., Fleischer, M.: Radiologie im Verbund der Klinikkommunikation – Herausforderungen, Lösungen und Fallstricke, in: Der Radiologe, o.O., 01.01.2014, unter: http://www.springermedizin.de/radiologie-im-verbund-der-klinikkommunikation--herausforderungen-loesungen-und-fallstricke/4931296.html

- Edelman, Robert, Warach, Steven: Magnetic Resonance Imaging, in: The New England Journal of Medicine, o.O., 11.03.1993, Heft 328, S. 708-716, unter: http://www.nejm.org/doi/pdf/10.1056/NEJM199303113281008

- Kramer, Josef: Tiefe Einblicke in Knochen und Knorpel, in: Ärztezeitung, o.O., 23.01.2007, unter: http://www.aerztezeitung.de/medizin/krankheiten/skelett_und_weichteilkrankheiten/article/433743/tiefe-einblicke-knochen-knorpel.html

- Nekolla, E. A., Griebel, J., Brix, C.: Einführung eines Mammographiescreeningprogramms in Deutschland, Radiologe 2005, Heft 45, S.245-254, Online publiziert: 17.Februar 2005, Springer Medizin Verlag 2005, unter: http://www.bfs.de/de/ion/medizin/diagnostik/roentgen/Mammographiescreening.pdf

- Pabst, Christoph: Magnetresonanz-Tomographie. Lernskript für Mediziner. Grundlagen der Magnetresonanz-Tomographie, o.O., Stand Januar 2013, unter: http://www.ukgm.de/ugm_2/deu/umr_rdi/Teaser/Grundlagen_der_Magnetresonanztomographie_MRT_2013.pdf

- Ziegler, U. , Doblhammer, G.: Demografische Forschung. Steigende Lebenserwartung geht mit besserer Gesundheit einher, in: Demografische Forschung Aus Erster Hand, 1/2005, unter: http://www.demografische-forschung.org/archiv/defo0501.pdf

7.2 Gedruckte Quellen

- Dössel, Olaf: Bildgebende Verfahren in der Medizin. Von der Technik zur medizinischen Anwendung. 1. Auflage. Springer, Berlin u. a. 2000

- Frommhold,W , Gajewski, H., Schoen, H.-D.: Medizinische Röntgentechnik, Physikalische und technische Grundlagen, 4. völlig neubearbeitete Auflage, Thieme Verlag, 1979

- Kaick, van G.: Meilenstein der Radiologie in Deutschland, in „Der Radiologe" Band 45, Springer Verlag 2005

- Kreisler, P., Trümmler, K.-H., Magnetresonanztomographie, in: Moderne Bildgebung: Physik, Gerätetechnik, Bildbearbeitung und –kommunikation, Strahlenschutz, Qualitätskontrolle, Ewen, Klaus (Hrsg.), Stuttgart, 1998, Georg Thieme Verlag

- Laubenberger, Theodor und Laubenberger, Jörg: Technik der medizinischen Radiologie, 7. überarbeitete Auflage, Dt. Ärzte-Verlag, 1999

- Lissner, Josef und Hug, Otto: Radiologie: Kompendium für den ersten klinischen Studienabschnitt, Enke Verlag, Stuttgart, 1975

- Röntgen, Wilhelm Conrad in „Der Grosse Brockhaus", 1956, s.v. Röntgen, Wilhelm

- Spahn, M., Strotzer, M., Völk, M. et al.: Digital radiography with a large area amorphous silicon flat panel x-ray detector system, in Investement Radiology, 2000, Heft 35

- Vetter, Klaus: Dopplersonographie in der Schwangerschaft. Weinheim u. a., Basel u. a. 1991

25

- Wolbarst, B. Anthony, Hendee, R. William: Envolving and Experimental Technologies in Medical Imaging in Radiology: Volume 238: Number 1 – January 2006

8 Abbildungsverzeichnis